Michel JAUBERT

Docteur en Médecine

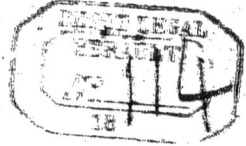

LE

CANCER PRIMITIF

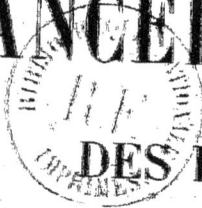

DES DEUX SEINS

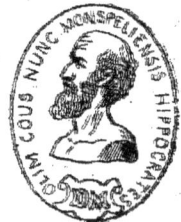

LE

CANCER PRIMITIF

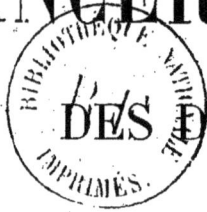

DES DEUX SEINS

PAR

Michel JAUBERT

DOCTEUR EN MÉDECINE

MONTPELLIER

IMPRIMERIE DELORD-BOEHM ET MARTIAL

ÉDITEURS DU « MONTPELLIER MÉDICAL »

—

1905

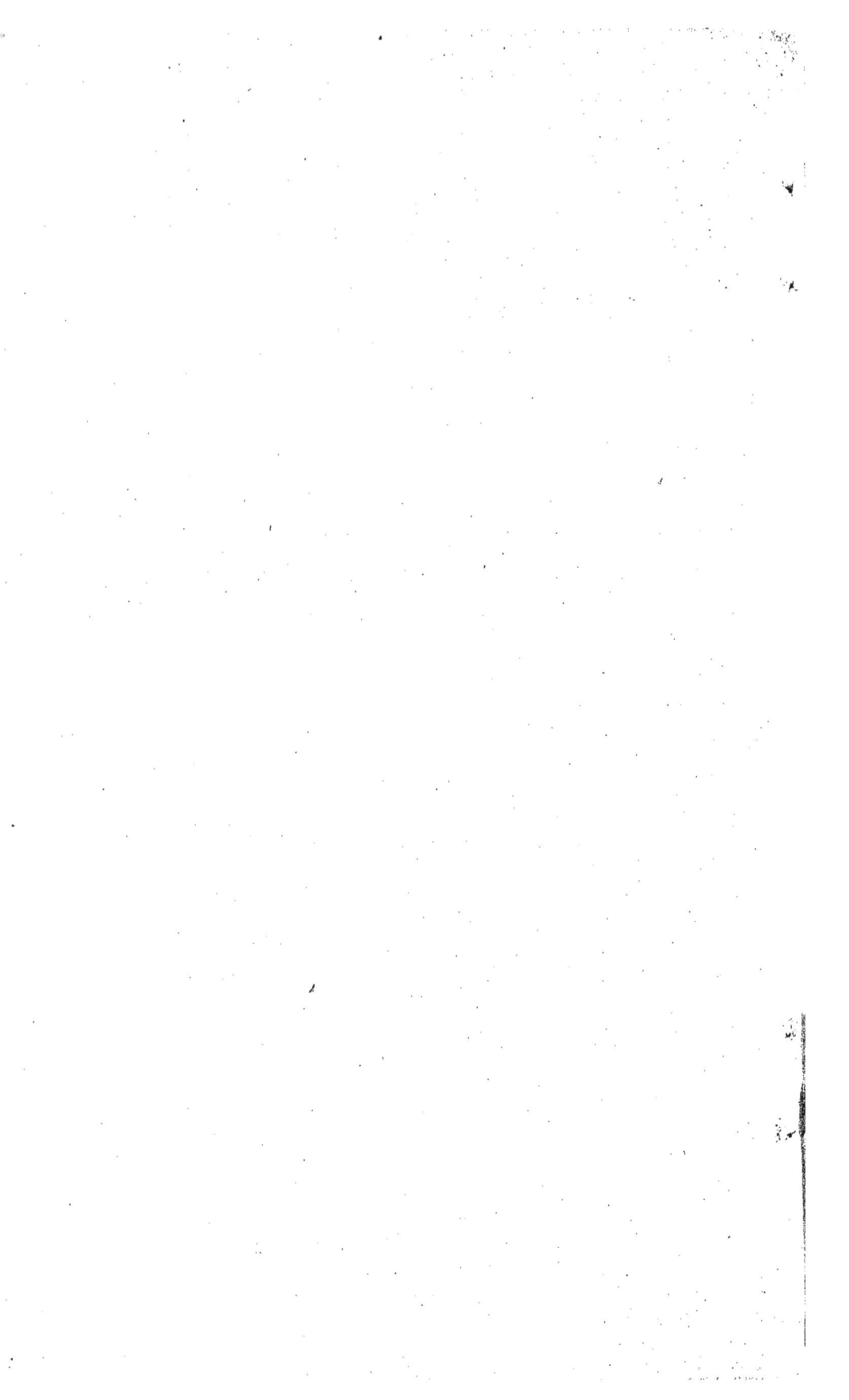

A LA MÉMOIRE DE MON PÈRE

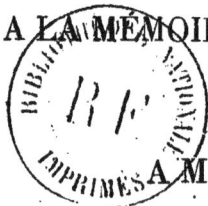

A MA MÈRE

A MON ONCLE ET A MA TANTE

MICHEL DE TRES CASES

Faible hommage de reconnaissance.

A MON FRÈRE

A TOUS MES PARENTS

A TOUS MES AMIS.

MICHEL JAUBERT.

A MON PRÉSIDENT DE THÈSE

Monsieur le Professeur FORGUE

A Monsieur le Professeur VILLE

Michel Jaubert.

LE

CANCER PRIMITIF DES DEUX SEINS

INTRODUCTION

Ayant eu la bonne fortune d'observer, au mois de janvier 1905, une malade atteinte de carcinose mammaire bilatérale, entrée dans le service de M. le professeur Forgue, nous avons cru devoir, sur les conseils de ce dernier, faire, de cette rare affection, le sujet de notre thèse inaugurale. Nous passerons en revue, dans ce travail, tout ce que l'on sait aujourd'hui de la bilatéralité primitive du cancer du sein. Dans un premier chapitre, nous tâcherons de délimiter aussi nettement que possible notre sujet. Nous passerons ensuite à l'étude de l'étiologie et de la pathogénie en relevant soigneusement toutes les particularités intéressantes. La symptomatologie fera l'objet d'un troisième chapitre et sera suivie des observations que nous avons pu rassembler. Enfin, après avoir laissé de côté l'anatomie pathologique, qui ne présente rien de particulier, nous consacrerons les derniers chapitres à l'étude du diagnostic, du pronostic et du traitement.

Avant d'entrer dans l'exposé de notre étude, nous tenons

à exprimer notre gratitude à ceux qui se sont si vivement intéressés à nous :

A M. le professeur Forgue, qui a bien voulu nous donner le sujet de cette thèse et nous faire l'honneur d'en accepter la présidence ;

A M. le professeur Ville, qui, durant tout le cours de nos études médicales, n'a cessé de nous témoigner la plus bienveillante sympathie ;

A M. le docteur Riche, chef de clinique chirurgicale, à l'obligeance duquel nous devons l'observation qui été l'occasion de ce travail.

CONSIDÉRATIONS GÉNÉRALES

Le cancer primitif des deux seins est une affection très rare : elle l'est d'autant plus que le cancer ordinaire, celui qui se cantonne à une seule glande, est extrêmement fréquent.

Nous n'en trouvons, dans toute la littérature médicale, que 18 cas auxquels nous pouvons ajouter celui qui fait le sujet de cette thèse. Voilà pour le cancer primitif. En revanche, l'envahissement d'une glande mammaire consécutivement et secondairement à la première atteinte est relativement fréquent.

Le cancer primitif des deux seins envahit en même temps ces deux organes : c'est de celui-là seul que nous avons l'intention de nous occuper.

Mais, avant d'entrer dans le vif de notre sujet, il convient de se demander ce qu'on entend par cancer primitif des deux seins : il faut indiquer au moins les lignes de démarcation qui le séparent de l'affection secondaire.

Il suffira de lire les observations que nous relatons, pour voir que la tâche est assez délicate. Le cancer du sein, au début, est complètement indolore ; occupant le parenchyme de la glande, il reste pendant quelque temps complètement ignoré, jusqu'au jour où, par hasard, il vient à être découvert. Mais alors, la tumeur occupe déjà un certain volume, est nettement perceptible. Rien n'empêche pourtant que, du

côté opposé, les lésions soient restées inaperçues ; rien
n'empêche d'admettre aussi que, pour un début simultané, il
y ait eu évolution plus lente d'un côté que de l'autre, au
point de laisser quelque temps encore inaperçue la présence
d'un néoplasme, dans un organe paraissant sain.

Les difficultés n'en seront que plus grandes chez des femmes douées d'un certain embonpoint : ce sera là la barrière
naturelle à toute exploration méthodique. Quoi qu'il en soit,
du reste, il est rare qu'un sujet vienne consulter un médecin
lorsque la lésion est si peu avancée : ce qui revient à dire
que ce dernier est obligé de s'en tenir aveuglément aux dires
de la malade sans essayer de les contrôler.

Il ne serait donc pas étonnant que, parmi les 19 cas que
nous rapportons, quelques-uns n'aient usurpé une place qui
ne leur revenait pas, pour augmenter cette statistique déjà
bien petite, à la vérité.

Pour trancher la difficulté que nous venons d'exposer, on
est convenu de considérer comme cancers primitifs des deux
seins les tumeurs qui sont devenues apparentes dans la
glande jusqu'alors considérée comme saine, trois ou quatre
mois au plus après l'apparition de la première tumeur. .

C'est admettre implicitement que pendant ce laps de temps
une tumeur peut évoluer en silence et sans éveiller l'attention, pour apparaître ensuite brusquement, et parfaitement
constituée du jour au lendemain. Ainsi se conduisent la
plupart des tumeurs cancéreuses.

Avec tous les auteurs qui se sont déjà occupés de la question, il est donc bien entendu que sera considé é comme
cancer primitif du sein tout néoplasme qui aura fait son
apparition quatre mois environ après le premier.

Ainsi délimité, le cancer des deux seins est très rare. Delbet, dans le *Traité de Chirurgie*, estime, à 1,5 pour 100 les
cas de simultanéité. Sur 1,664 cas de cancer, Gross ne rap-

porte que trois cas de simultanéité, soit moins de 0,2 pour cent, chiffre qui, à la vérité, nous paraît un peu faible.

Billroth, Schmidt, Schimmelbusch, ont relaté, à l'étranger, des cas de ce genre. Sir Henry Trenthan Butlin rapporte un cas de carcinome primitivement double dans son article « Tumeur » de l'*Encyclopédie de Chirurgie*, Pruengrueber en a eu un cas, en 1884.

En France, le premier cas cité remonte à 1855. Il fut communiqué par Luys, à la Société anatomique de Paris.

Plus tard, en 1885, Ricard en réunit six cas dans sa thèse inaugurale. A leur tour, Monod, *Bulletin et Mémoires de la Soc. de Méd. et Chir. de Bordeaux*, 1888; Forgue et Rauzier, *Gazette hebd. des Sciences Médic. de Montpellier*, 1889; Ramond, *Bulletin de la Société anatomique*; 1896. Le Dentu et Morestin, *Revue chirurg. de Paris* 1900; Quénu, en 1900, en ont rapporté chacun un exemple. Villar, à Bordeaux, en observe, de son côté, un cas.

Citons encore un cas de Monthioux, publié en 1900, un cas de Mauclaire, un autre enfin de Reynès (de Marseille), ce qui donne un ensemble de dix huit observations de cancer primitif des deux seins.

La maladie qui nous occupe, a fait l'objet de monographies. Ricard, le premier, en fit une très complète. La question, longtemps laissée de côté, a été reprise de nos jours par Katzenelenbogen, qui l'a mise au point, en y ajoutant les cas récemment observés et par Bellone, qui a plus spécialement étudié les tumeurs malignes bilatérales en général.

Nous avons profité de l'observation mise bienveillamment à notre disposition par M. le docteur Riche, pour reprendre une fois de plus la question, en y ajoutant un cas nouveau intéressant à plus d'un point de vue.

ÉTIOLOGIE. — PATHOGÉNIE

Nous avons suffisamment insisté sur la fréquence du cancer simultané des deux seins, pour qu'il soit inutile de revenir sur ce sujet. Il nous paraît plus intéressant d'étudier les diverses variétés de carcinome. Ce qui ressort de la lecture des observations, c'est la fréquence particulière de l'épithéliome.

En ne tenant compte que des cas dans lesquels l'examen microscopique nous paraît présenter de suffisantes garanties scientifiques, — et ces cas sont au nombre de douze —l'épithéliome a été observé sept fois. Viennent ensuite trois squirrhes et deux encéphaloïdes. Notons enfin un cas de Billroth qui serait un mélange de sarcome et de carcinome.

Voyons maintenant quelles sont les causes du cancer simultané des deux seins.

Nous n'avons pas à nous demander ici quelle est l'histogénèse du cancer, s'il est parasitaire, microbien ou embryonnaire. L'histogénèse du cancer qui nous occupe est celle de toute carcinose. Nous ne trouvons rien de mieux que de citer ce que dit Cruveilhier à propos d'un cancer qui est malheureusement aussi meurtrier que celui qui nous occupe. Nous voulons parler du cancer de l'utérus. « Vainement, dit Cruveilhier, ai-je interrogé les antécédents de la vie des cancéreuses pour y découvrir quelque cause au moins éloignée de cette terrible maladie. La vie la plus irréprochable comme la plus dissolue, la stérilité comme la fécondité, les grossesses et les accouchements les plus heureux comme les plus malheureux, l'allaitement comme le défaut d'allaitement, la menstruation la plus régulière comme la plus irrégulière, l'avortement ou le défaut d'avortement, une vie active, laborieuse, comme aussi la plus inoccupée, l'hérédité, le tempérament, les scrofules, la syphilis, les flueurs blanches, les polypes utérins, les tumeurs fibreuses, aucune circonstance appréciable en un mot, ne paraît exercer la moindre influence sur le cancer utérin. »

Ces causes du cancer utérin, on les a invoquées aussi, en partie du moins, pour le cancer du sein, et c'est pourquoi nous avons cru utile de rappeler les réflexions de l'éminent anatomiste.

Nous distinguerons, à propos du cancer primitif des deux seins, des causes prédisposantes et des causes locales déterminantes.

A. — Causes générales prédisposantes

Ce sont l'âge et l'hérédité.

1° AGE. — Comme tous les cancers, comme le cancer ordinaire du sein, le cancer primitif des deux mamelles n'a pas d'âge bien défini. Cependant il nous suffit de jeter un rapide regard sur notre statistique pour constater que l'âge moyen, celui qui constitue la véritable cause prédisposante, ne peut être pris ici comme terme de comparaison. Sans doute, la règle générale veut que le cancer soit une maladie de l'âge mûr, sans doute la statistique nous montre que le cancer chez la femme est une lésion qui la guette au moment de la ménopause, prêt à envahir l'organe qui sera le plus faible.

Pour le cancer utérin, par exemple, la moyenne se trouve être entre 45 et 50 ans, pour le cancer du col; de 50 à 60, pour le cancer — plus rare — du corps. Sur les quinze cas de carcinose mammaire bilatérale et primitive dont l'âge est indiqué, onze cas au moins sont ceux de malades n'ayant pas atteint 45 ans.

La malade de Luys est morte à 69 ans d'une maladie intercurrente, et l'examen histologique n'est pas là pour nous apporter la preuve certaine d'un encéphaloïde diagnostiqué microscopiquement. Au surplus, quatre exceptions ne peuvent en rien détruire la statistique; nous ne voulons du reste pas, par une argumentation tendancieuse, donner plus de poids, en les supprimant, à la règle que nous posons.

Nous pouvons donc dire que la carcinose primitive bilatérale n'est pas une affection de la ménopause. Nous dirons : c'est une maladie de l'âge adulte de la femme, rarement de la ménopause, exceptionnellement de l'âge avancé.

A vrai dire, cette conclusion que nous posons au début de notre travail, nous la trouvons naturelle ; on connaît la gravité particulière de la carcinose chez la femme jeune, son pronostic sombre, son évolution rapide. Mais pour que la carcinose infiltre ainsi dans un même moment les deux mamelles, pour qu'elle frappe ainsi à coups redoublés ces glandes, il faut admettre *à priori* une malignité particulière.

Et il ne faut pas oublier, à ce propos, que la manifestation cancéreuse ne se présente pas sous forme de sarcome, — le cancer qu'on note plus fréquemment chez les jeunes, — mais sous forme d'épithéliome et même de squirrhe ;

2º HÉRÉDITÉ.— L'hérédité est encore une des causes générales de néoplasie. Nous n'insisterons pas sur l'hérédité directe, pas davantage sur l'hérédité par transformation, toutes nos observations étant à ce point de vue absolument muettes. Du reste, ce qui nous intéresserait ici, ce n'est pas la transmission d'un cancer de l'utérus ou même d'un cancer du sein ordinaire. Ce qui nous importerait le plus serait de savoir dans quelles proportions un cancer du sein bilatéral peut être transmis tel quel aux descendants.

Nous ne discuterons pas, du reste, la théorie de l'hérédité, qui est généralement admise.

B. — Causes locales déterminantes

D'après Quénu : 1° Tout changement apporté soit à la situation, soit à la structure normale d'un organe ou d'une portion d'organe, y crée une prédisposition au néoplasme ;

2° Toute irritation prolongée d'un revêtement épithélial favorise la tendance de ce revêtement à devenir le point de départ d'un épithéliome ;

3° Tout traumatisme est une prédisposition au cancer. Nous passerons donc en revue, conformément aux conclusions de Quénu : 1° Les lésions inflammatoires ; 2° les traumatismes.

Nous ferons remarquer, toutefois, que la plupart des observations que nous avons entre les mains sont, à ce point de vue, muettes; on ne note pas, la plupart du temps, la moindre tendance à rechercher les causes du cancer, pourtant si obscures encore :

1° INFLAMMATIONS. — Cette cause peut être invoquée pour quelques malades. Une malade de Blanchard avait eu, onze ans auparavant, un abcès au sein gauche. Cet abcès s'était ouvert spontanément après un mois de souffrances, et s'était cicatrisé en dix jours. Depuis cette époque, la partie supé-

rieure du sein, point de départ de l'abcès, était restée indurée. La malade qui fait le sujet de notre observation origi-
nale, avait eu des abcès multiples du sein ayant laissé des
cicatrices très nettes. Tout cela expliquerait à la rigueur le
cancer d'un sein, mais non celui qui nous occupe. Combien
de fois le cancer bilatéral a-t-il fait suite à la maladie kystique de Reclus et à d'autres affections bilatérales ?

Voilà ce que nous aurions voulu trouver dans nos observations.

2° TRAUMATISMES. — Pas plus que les lésions inflammatoires, le traumatisme, s'il est réellement cause du cancer
du sein, ne saurait expliquer l'envahissement bilatéral
simultané.

Dans une observation de Monthioux, la malade, âgée de
44 ans, avait reçu, au niveau du sein gauche, un violent
coup de coude, dix ans auparavant. Or, fait à noter, c'est au
niveau du sein droit que, en faisant sa toilette, elle découvrit, pour la première fois, une petite tumeur lobulée, pré-
cédant de trois mois l'envahissement du sein gauche.

Si nous insistons sur ce fait, c'est pour donner un exemple
type de l'évolution du cancer bilatéral primitif. Si, en effet,
on admet l'influence déterminante du traumatisme, on est
obligé de conclure que la lésion du sein gauche fut contem-
poraine de celle du sein droit, — qui avait subi le traumatisme — mais que cette lésion resta trois mois invisible au
point de la faire méconnaître.

La pathogénie du cancer bilatéral des seins ne mérite pas
de retenir notre attention. Elle ne diffère en rien de celle du
cancer, et nous venons d'étudier l'étiologie avec assez de
détails pour nous permettre d'être brefs au sujet de la pathogénie.

ÉTUDE CLINIQUE

SYMPTOMES — DIAGNOSTIC — ÉVOLUTION

On a l'habitude d'envisager deux formes de cancer bila-téral primitif : une forme aiguë, une forme chronique. Peut-être n'y a-t-il pas entre les deux de ligne de démarcation bien nette, si ce n'est que la première se présente plutôt sous forme d'abcès ou de phlegmon avec tout son cortège inflammatoire.

I. — Forme aiguë

Elle est excessivement rare, et l'exemple que nous en donne Volkman peut être pris comme type. Chez cette malade, la couleur normale de la peau, la température notablement élevée, la pression modérément douloureuse, la dureté et aussi la mobilité de la glande, une fièvre élevée, font plutôt penser à un phlegmon profond. L'évolution est rapide, puisque tous ces phénomènes amènent la mort en moins de cinq mois. Nos prédécesseurs n'ont pu réunir que cinq observations de ce genre.

Tantôt brusquement, tantôt en quelques jours, on voit apparaître sans cause apparente, parfois même sans douleur, une tuméfaction des deux seins. Les mamelles augmentent rapidement de volume et présentent des caractères nettement inflammatoires. Au palper, on ne perçoit pas de tumeur distincte et les seins donnent une sensation ferme, rénitente, dure, égale partout, et sans fluctuation. Bientôt après, la peau rougit et un abondant réseau veineux la parcourt en tous sens.

Presque toujours, les mamelles sont mobiles sur les plans profonds, les mamelons ne sont pas rétractés et ne présentent aucun écoulement.

On le voit, rien dans cette description ne permet de diagnostiquer une tumeur maligne ; l'évolution, la terminaison fatale, ouvrent seules les yeux au chirurgien qui en présence de cas aussi foudroyants, reste désarmé.

II. — Forme chronique

Elle peut être rapide, témoin l'exemple que nous en donne notre observation, et ce n'est pas là-dessus que nous nous basons pour établir notre classification.

Elle est chronique surtout parce qu'elle n'affecte pas cette allure inflammatoire que nous avons décrite et qui, presque toujours, nous le répétons, fausse le diagnostic. La meilleure preuve de sa chronicité réside encore dans ce fait, que la découverte de la tumeur est le fait du hasard : elle reste, en effet, longtemps stationnaire, sans déterminer de douleur. C'est en faisant leur toilette que les malades, un beau jour, découvrent une grosseur anormale dans un sein. D'autres fois, des picotements éveillent l'attention, et presque toujours la malade, après sa première découverte, se hâte d'explorer l'autre sein, soit pour rechercher un terme de comparaison, soit au contraire uniquement pour se rendre compte. Presque toujours cette dernière exploration n'amène aucune découverte. Très rarement, en effet, les deux seins sont atteints simultanément. En général, le sein droit est le premier frappé. Il se développe progressivement pendant un temps variable, sans aucun retentissement sur l'état général. Trois mois, six mois après, l'autre sein commence à grossir.

Le chirurgien constate un bon état général.

A l'examen, il perçoit dans les deux seins des tumeurs dont les dimensions sont variables et inégales. Leur consistance est dure, leur mobilité, sur les plans profonds, très limitée ; parfois même l'immobilité est complète. La peau qui se trouve au-dessus a perdu de sa souplesse et, à un stade avancé, a changé de couleur, évoluant vers l'ulcération. Le mamelon est rétracté ; les ganglions de l'aisselle sont perceptibles.

Cet état demeure plus ou moins longtemps stationnaire. Puis tout à coup, comme sous l'influence d'une excitation, tous les signes s'accentuent. L'une des tumeurs s'accroît d'une façon exagérée, au point d'atteindre le volume d'une tête d'enfant de deux ou trois ans, pendant que l'autre a seulement la dimension d'une orange ; parfois, mais plus rarement, l'état reste stationnaire.

La peau subit des modifications : sous l'influence de l'hypertrophie mammaire, elle s'amincit et s'ulcère, ou bien elle rougit, est sillonnée d'un abondant réseau de veines, se marbre de taches cuivrées, adhère de toutes parts et se couvre bientôt de multiples ulcérations.

Les ulcérations des seins sont très douloureuses, mais ce phénomène de douleur, purement subjectif, varie avec les malades.

La santé s'altère au fur et à mesure ; le teint prend la couleur jaune paille caractéristique ; l'amaigrissement devient extrême. Les malades meurent cachectiques, après avoir présenté des signes de généralisation dans les viscères abdominaux, le foie, le poumon, les divers os et surtout la colonne vertébrale.

Nous venons de donner la description typique du cancer

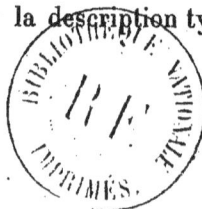

2

primitif des deux seins : c'est celle qu'on rencontre le plus fréquemment. Mais à côté du cas type, combien de modalités nombreuses et diverses !

Nous n'en voulons pour preuve que l'observation qu'a bien voulu nous communiquer M. le docteur Riche.

Observation première

Due à l'obligeance du docteur V. Riche, chef de clinique chirurgicale à la Faculté (communiquée à la Société des *Sciences médicales* de Montpellier, le 3 février 1905).

Un cas de carcinose mammaire bilatérale

Il s'agit d'une femme de 59 ans, entrée le 7 janvier 1905 dans le service de M. le professeur Forgue.

Rien de particulier dans ses antécédents héréditaires.

Deux accouchements, il y a plus de 35 ans, à la suite desquels elle fait des abcès multiples du sein, ayant laissé des cicatrices très nettes.

A la fin du mois d'août 1904, œdème du membre supérieur gauche, qui s'accompagne de légères douleurs. Quelques jours après, écoulement de sang par le mamelon gauche, apparition sur le sein de plaques indurées, larges comme le pouce, au niveau desquelles la peau est rosée, le sein augmente progressivement de volume, s'indure, la peau s'ulcère, deux mois à peine après le début apparent de la tumeur.

Vers le 15 décembre 1904, trois semaines avant son entrée à l'hôpital, la malade remarque une augmentation de volume et une induration du sein droit, qui s'établissent sans douleurs ni signes de compression des vaisseaux axillaires.

La malade entre à l'hôpital le 7 janvier 1905, dans le service de mon maître, M. le professeur Forgue, où elle occupe le numéro 10 de la salle Dubrueil.

A ce moment, elle n'accuse pas de douleur spontanée, mais seulement une gêne fonctionnelle marquée du membre supérieur gauche.

Aucun autre trouble fonctionnel ; cependant la malade a maigri quelque peu.

A l'examen objectif le 10 janvier, voici ce que l'on remarque :

Femme très robuste et très obèse. Etat général bien conservé.

Sein gauche — Tumeur du volume d'une tête d'adulte, qui s'étend jusque dans la région sous-claviculaire, qu'elle soulève. La peau est rouge, rouge violacé par points, surtout dans le secteur supéro-interne. A ce niveau, au-dessous des croûtes brun-jaunâtre, on observe des plaques exulcérées, plutôt érosions qu'ulcérations, à surface légèrement grenue. Le mamelon a disparu complètement et est remplacé par une surface ulcérée occupant le centre d'une dépression qui contribue à donner à la masse une forme grossièrement lobée.

Dans la partie externe de la région, la peau présente un aspect spécial. On y trouve la peau d'orange classique, mais, de plus, il s'est fait un œdème dur des portions intermédiaires aux points rétractés. Cette infiltration dure de la peau se prolonge vers la région axillaire, qu'elle envahit. On note un développement anormal de la circulation veineuse collatérale dans la région antérieure du moignon de l'épaule. On remarque enfin un œdème marqué du bras, de l'avant-bras et du dos de la main gauche.

La palpation ne détermine aucune douleur. Elle nous révèle une masse à peu près uniformément dure, empiétant jusque sur la face antérieure du sternum en dedans, infiltrant et soulevant le grand pectoral jusque vers la clavicule en haut ; en dehors et en arrière, se prolongeant jusque vers la ligne postérieure de l'aisselle sous la forme d'un gateau infiltré. Immobilité à peu près complète sur le plan thoracique dans le sens vertical ; immobilité dans le sens transversal. La palpation de la région axillaire montre, superficiellement, de petites nodosités dans le tissu cellulaire sous-cutané ; profondément, toute une masse infiltrée et adhérente à la paroi thoracique.

Sein droit. — Moins développé de volume, il est remarquable par une teinte un peu rouge, congestive, de la peau occupant le secteur supéro-externe, par la rétraction totale et complète du mamelon, devenu un ombilic, par la présence de capitons, fibreux, au nombre de quatre, fortement rétractés, au niveau desquels on trouve de petites indurations nettement palpables, par la présence d'une peau d'orange à gros grains sur toute l'étendue de la mamelle.

A la palpation on trouve l'organe induré, uniformément consistant, dont l'infiltration a déjà de la tendance à se prolonger vers la zone postéro-externe, où l'on observe l'existence d'un petit tractus fibreux formant capiton. L'organe est encore mobile dans le sens transversal, ne l'est que très peu dans le sens vertical. Les ganglions axillaires sont envahis, mais non douloureux.

Pas d'œdème du membre supérieur droit.

L'examen des principaux organes ne permet pas de songer à une généralisation en train de se faire.

Le diagnostic ne saurait être douteux, et l'âge de la malade, l'apparition tardive de la tumeur, en dehors de toute grossesse ou de toute période de lactation, ne permettent pas de penser à une mastite chronique.

L'évolution rapide (le début apparent remonte à quatre mois), la précocité de l'infection ganglionnaire, l'indolence absolue, soit spontanée, soit à la palpation, des tumeurs mammaires aussi bien que des masses axillaires, l'écoulement précoce de sang par le mamelon, l'altération très légère, mais incontestable de l'état général, autant que les caractères objectifs de la tumeur, nous font poser le diagnostic de tumeur maligne, de carcinome du sein.

L'état avancé de la lésion ne permettant pas de proposer à la malade l'intervention chirurgicale, celle-ci est renvoyée chez elle quelques jours après. Au moment du départ, elle manifeste le désir de suivre un traitement électrique aux rayons Rœntgen. Depuis on n'a plus eu de ses nouvelles.

Observation II

Six observations réunies par RICARD (De la pluralité des néoplasmes, etc. Thèse de Paris, 1885.)

1° M. Luys présente, en 1855, à la *Société Anatomique*, p. 96, les deux seins d'une femme morte à l'âge de 69 ans à la Salpêtrière. Ces deux organes étaient envahis l'un et l'autre par du cancer (Encéphaloïde).

2° *Sir Henry Treutham Butlin :* « Tumeur de l'Encyclopédie de chirurgie » rapporte un cas de carcinome primitivement double des deux mamelles et s'exprime ainsi :

« Dans les cas les plus défavorables que j'ai vus, la mort survient quatre mois après le début apparent de l'affection mammaire ; les deux mamelles étaient prises et complètement transformées en masse d'une extrême dureté. Mais ni l'une ni l'autre n'avaient. acquis un volume plus considérable qu'avant le début de la maladie, bien que toutes deux fussent adhérentes à la peau; les ganglions des deux aisselles étaient engorgés et durs».

3° Jeanne Ody, 61 ans, marchande de vins; cancer des deux seins. Père inconnu. Mère morte de cancer de l'utérus. Pas de trace de scrofule.

Autopsie. Pleurésie cancéreuse non hémorrhagique. Poumon sain (Thèse du Dr Gosselin, Paris. 1882, p. 35. « Etude sur les rapports de la tuberculose et du cancer ».)

4° Nous pouvons signaler un autre cas de squirrhe présenté par Coulon à la *Société Anatomique* en 1859, p. 176.

5° Dans la clinique du Dr Prengrueber (citée par Ricard), les deux mamelles sont envahies.

6° Enfin nous pouvons ajouter deux observations, dont l'une de la *Société Anatomique* (par Verneuil, 1855, p. 75, etc.).

Observation VIII

Epithélioma simultané des deux seins. Noyau secondaire dans le foie et les ovaires. (W. *Aitken Med. Times and Gaz., 1857*)..

D... Marie, 30 ans, cuisinière, vint chez moi vers le 9 avril 1852. Elle souffrait d'un malaise général. A cette visite, elle ne se plaignit nullement de ses seins ; mais quand je la revis deux jours plus tard, elle me dit qu'ils étaient très douloureux. Je les trouvai légèrement augmentés de volume, sensibles au toucher, l'aréole plus foncée et les papilles plus pigmentées que normalement, le reste des téguments était normal.

Soupçonnant un début de grossesse, je questionnai Marie D. très discrètement. Cette jeune fille était Ecossaise et parlant imparfaitement l'anglais, ne me donna pas de réponses très satisfaisantes. Mais l'impression laissée à mon esprit fut que certainement D.

pouvait être et probablement était tout à fait au début d'une grossesse. En conséquence, je prescrivis quelques médicaments ano-
dins et attendis la suite.

Le seul motif qu'elle pouvait alléguer pour expliquer l'augmentation de volume de ses seins était les alternatives brusques de
chaleur et de froid inhérentes à sa profession de cuisinière.

Son état ne s'améliora pas, et comme ses seins continuaient à
augmenter rapidement, je l'envoyai à l'infirmerie le 19 avril. Elle
se montra malade difficile, et deux fois quitta l'hôpital sans per-
mission, si bien que le traitement employé n'avait pas beau jeu.

Quoi qu'il en soit, aucun des moyens mis en œuvre n'amena la
moindre amélioration (frictions locales, sangsues, acupunctures) ;
intérieurement mercure jusqu'à l'apparition de salivation et iodure
de potassium à volonté.

A son admission à l'hôpital, les seins étaient doublés de volume,
fermes, résistants au toucher, mais très gênants par leur poids et
leurs dimensions. Les téguments étaient non colorés et légèrement
hyperesthésiques. Marie D... quitta l'hôpital le 28 avril et revint le
7 mai.

Les mamelles sont alors sensibles, elles ont beaucoup augmenté
de volume, elles sont le siège de douleurs lancinantes et ont pris
une couleur violacée. Ces symptômes continuèrent à s'aggraver,
les souffrances devinrent très grandes, et la couleur des deux seins
fut rouge foncé avant la mort.

Les mamelles ne furent jamais pendantes, même au degré le plus
minime ; au contraire, bien que mobiles, elles étaient solidement
adhérentes au thorax, et leur tension causait non seulement de la
douleur, mais une difficulté considérable de la respiration.

La forme lobulée de la glande restait nettement perceptible.

L'intensité de la vascularisation fut bien démontrée par les jets
de sang qui s'écoulèrent par la piqûre d'une aiguille de moyen
volume. Dans l'espace de quelques minutes, six ou huit onces de
sang s'écoulèrent, et, selon toute apparence, j'aurais pu soigner la
malade aussi facilement par cette ponction que si j'avais ouvert
une veine du bras.

Vers le 10 ou 12 mai, l'état général commence à décliner rapidement, des symptômes typhoïdes apparurent. D. revint partiellement
hémiplégique et sa langue se dévia à gauche, elle mourut le 17 mai.

Je la montrai, de son vivant, deux fois à mes collègues ; aucun d'eux n'avait observé de cas semblable.

L'intervention chirurgicale fut considérée comme tout à fait inadmissible.

Autopsie (résumée). — Sein droit plus gros que le gauche, mais chacun d'eux conservant la lobulation normale de la substance glandulaire.

Ganglions axillaires très augmentés de volume et infiltrés.

Au microscope, Aitken donne une description dans laquelle, malgré son ancienneté, on reconnaît très bien un épithélioma.

Foie. — Noyaux secondaires.

Utérus. — Plus gros qu'un utérus de multipare, le col surtout était hypertrophié et ne se terminait pas par une lèvre antérieure et une postérieure séparées par un sillon, comme dans l'utérus normal. Une pointe semblable à un pain de sucre faisait saillie dans le vagin ; à travers cette pointe une ouverture à bords irréguliers conduisait dans la cavité de l'utérus, mais si contractée, qu'un stylet de deux lignes de diamètre était tout ce qui pouvait passer à travers.

L'aspect entier de cette partie de l'utérus ressemblait parfaitement à ce qui est décrit comme résultat de l'ulcération et de la cicatrisation du col et de l'orifice de l'utérus.

Observation IX

Carcinome encéphaloïde simultané des deux seins. (VOLKMANN, *in* thèse de Klotz, 1869.)

Mme H. ., 35 ans, s'est toujours très bien portée, mais est de constitution faible. Mariée depuis huit ans ; un enfant un an après, qui meurt au bout de quelques jours ; puis ensuite, une autre année, garçon qui vit encore. En 1867, au printemps, elle a une fille qu'elle nourrit. A la fin de 1867, assez exactement six mois après son accouchement, elle remarque que le sein droit grossit quelque peu et devient dur sur toute sa circonférence.

En même temps, la sécrétion lactée s'affaiblit de ce côté ; l'enfant refuse ce sein et est nourri exclusivement avec le sein gauche. Puis apparaissent des douleurs intermittentes, puis de plus en plus rapprochées, lancinantes. La peau n'est pas rouge, mais elle est chaude. Le sein est légèrement sensible à la pression. L'affection est prise pour une mastite chronique et traitée comme telle.

Six semaines après, le deuxième sein se prend de la même façon, mais le lait ne disparaît pas, et malgré la grande dureté qui envahit rapidement cette mamelle, il resta assez abondant; l'allaitement continua. Cependant la mère s'affaiblissait, maigrissait et se tenai à peine sur ses pieds. Au commencement de février, lorsque Volkmann vit la malade pour la première fois, douze ou quatorze semaines au plus après le début, les deux seins avaient environ la circonférence d'une soucoupe, étaient très peu proéminents, mais étaient très durs et légèrement bosselés.

Le sein le premier malade est dur comme du bois, le gauche est plus élastique. Les deux sont mobiles sur le grand pectoral; la peau n'est que par endroits isolés confondue avec la tumeur, le mamelon droit quelque peu rétracté.

Couleur de la peau normale, température notablement élevée, pression modérément douloureuse. Au pourtour des deux seins, de chaque côté, noyaux cutanés de la grosseur d'une lentille à celle d'un pois, faisant à peine relief sur la peau colorée en rose pâle. Cela ressemblerait à une syphilide papuleuse, si leur dureté n'accusait leur caractère cancéreux. Ganglions axillaires modérément tuméfiés des deux côtés, très durs mais non groupés en paquet. Malgré cet état de choses, bien que la patiente ne soit plus qu'un squelette et ait une fièvre vive, l'enfant a tété jusqu'à aujourd'hui; la pression fait encore sortir du sein gauche quelques gouttes d'une sérosité laiteuse. Quatre semaines après, la mort survint (10 mars 1868). La durée de la maladie fut de 5 mois. On trouve des noyaux dans le foie, mais pas dans les poumons.

La néoformation à la coupe très vasculaire, malgré sa dureté, se distingue des tissus adipeux très raréfiés et montre l'aspect ordinaire du carcinome du sein.

Microscopiquement, peu de travées conjonctives, nombreux cylindres de cellules irrégulières et anastomosés les uns avec les autres, se disposant en quelques points en véritables canaux. Cellules à gros noyaux, à caractère épithélial. Entre les éléments, on trouve, dans le sein gauche, des lobules respectés et aussi quelques canaux galactophores entourés seulement de petites cellules. Pas d'agrandissement de canaux.

Observation X

Billroth, *Deutsche chirurgie*, 1880 (Sarco-carcinome)

F. G..., 36 ans, a eu sept enfants ; au huitième mois d'une grossesse jusque-là normale, sa santé ayant toujours été bonne, elle remarque un gonflement presque subit des seins cinq semaines avant de rentrer à la Clinique, le 21 juin 1875.

A partir de ce moment, les deux grossissent rapidement et durcissent. Sept jours avant d'entrer à l'hôpital, elle accouche facilement et normalement. La perte du sang est peu abondante et cependant la malade est très pâle. Les deux seins ont alors le volume d'une tête d'enfant, ils sont hémisphériques et recouverts d'une peau luisante et tendue, bleuâtre par l'abondance des réseaux veineux. Cette tension de la peau les rend peu mobiles sur les parties profondes ; leur consistance est dure, sauf seulement en quelques points élastiques.

La pression ne fait pas sortir de colostrum par le mamelon. Enfin, on ne trouve pas de ganglions dans l'aisselle. Nous faisons la compression des deux seins ; mais l'affaiblissement augmente de jour en jour et la malade meurt dans le collapsus, le 28 juin.

La durée totale du processus a été de six semaines.

Autopsie (résumée). — A l'autopsie, des noyaux métastatiques sont trouvés dans le corps thyroïde, le péricarde, le foie, les reins, l'épiploon.

Les deux seins sont transformés en une masse rougeâtre molle, montrant une sérosité blanchâtre sur la coupe, au milieu d'un tissu cellulaire épaissi et infiltré, adhérant fortement à l'aponévrose du grand pectoral. L'examen microscopique est peu détaillé. Billroth conclut qu'il peut s'agir d'une combinaison de sarcome et de carcinome.

Ajoutons qu'il n'y avait eu aucune sécrétion lactée.

Observation XI

Blanchard, *Société Anat.*, 1884 (Squirrhe atrophique des deux seins)

La nommée R. P..., âgée de 41 ans, blanchisseuse, entre le 26 février 1883, salle Chassaignac, n° 7. Cette malade n'a aucun antécédent héréditaire. Elle a toujours joui d'une bonne santé étant jeune. A l'âge de 21 ans, elle accouche d'un enfant qui, actuellement encore, est bien portant. A 29 ans, second enfant qui meurt à l'âge de 5 ans, d'une méningite tuberculeuse. Elle a nourri ses deux enfants. Pendant qu'elle nourrissait le second (1872), elle eut un abcès au sein gauche. Cet abcès s'est ouvert spontanément, après un mois de souffrances, et s'est cicatrisé en dix jours. Depuis cette époque, la partie supérieure du sein, qui avait été le point de départ de l'abcès, est restée indurée, mais le sein conservait sa forme normale.

Jusqu'en 1880, l'état général de la malade fut excellent, mais à cette époque elle commença à ressentir des douleurs dans le sein gauche. En même temps le sein diminuait de volume et augmentait de consistance, il n'y eut jamais d'écoulement par le mamelon. Dans le courant de 1882, elle eut également des élancements douloureux dans le sein droit, et en octobre 1882, elle entra dans le service de M. Després. Ce chirurgien constata l'existence de tumeurs dans les deux seins et ne fit pas d'opération.

Pendant son séjour à la Charité, la malade ressentit dans les membres inférieurs des douleurs fugaces et lancinantes. Ces douleurs la faisaient boiter et étaient surtout violentes à gauche. Elles persistèrent et les membres inférieurs devinrent de plus en plus faibles, si bien que depuis le mois de janvier 1883, la malade ne peut plus se tenir debout. En janvier 1883, elle eut également des douleurs dans les épaules et la région lombaire.

Elles affectaient le caractère des douleurs en ceinture, étaient intermittentes et toujours plus prononcées à gauche. Constipation habituelle ; jamais de troubles du côté des voies respiratoires.

A son entrée à l'hôpital Laennec, la malade est très faible, ne mange presque rien et ne dort pas. Elle accuse des douleurs très vives dans les deux seins. Le gauche est rétracté, adhère à la peau qui a l'aspect d'une peau d'orange. Il n'adhère pas aux parties profondes. Le droit est également rétracté et déformé, mais moins dur que le gauche.

On trouve dans l'aiselle quelques ganglions petits et indurés. Pendant son séjour à l'hôpital, la malade s'affaiblit de plus en plus et succombe le 5 janvier 1884.

Autopsie. — Les seins sont durs et petits. La peau adhère intimément à la tumeur ; il n'y a pas d'adhérence aux parties profondes. Dans l'aiselle gauche, on trouve une dizaine de petits ganglions indurés, et l'on sent sous le doigt les lymphatiques qui les réunissent à la tumeur.

L'examen histologique des seins a montré que l'on avait affaire à des squirrhes.

Observation XII

(GILBERT A.) *Arch. gén. Méd.*, 1885

Cancer squirrheux des deux seins

E. T..., 41 ans, domestique, entrée le 26 avril à l'hôpital Tenon, salle Collin, n° 9.

Il y a trois ans, ont commencé à se manifester des élancements et des picotements dans les seins. Bientôt après a apparu dans chaque sein une tumeur qui s'est accrue progressivement. Celle de gauche a pris un développement plus considérable que celle de droite. Puis l'une et l'autre tumeur ont commencé à diminuer de volume.

Il y a quinze ans environ, se sont déclarées dans les côtés des douleurs qui augmentent d'acuité la nuit. En même temps, survinrent des quintes de toux violentes, sans expectoration. L'appétit et les forces ont disparu, l'amaigrissement s'est prononcé, et la malade est entrée à l'Hôtel-Dieu dans le service de M. Vulpian. Elle est restée quatre mois environ sans modification appréciable de son état. Depuis sa sortie, elle a essayé plusieurs fois de se remettre au travail, mais les forces lui ont fait défaut. Elle entra à l'hôpital Tenon, le 26 avril 1884.

État actuel (27 avril 1884, matin). — Aspect cachectique, teinte jaunâtre, léger œdème péri-malléolaire, faiblesse extrême. Squirrhe atrophique du sein gauche avec plaie linéaire profonde incomplètement cicatrisée, partant du mamelon et s'étendant vers l'aisselle dans une longueur de quatre centimètres.

Squirrhe atrophique du sein droit sans plaie, avec rétraction du mamelon. Ces deux seins, durs et petits, adhèrent à la paroi thoracique. Autour des seins, dans l'épaisseur de la peau, on trouve, çà et là, de petites nodosités cancéreuses disséminées.

L'Examen physique de la cavité thoracique révèle les modifications suivantes : à l'inspection, le côté droit de la poitrine paraît très notablement déprimé ; à la palpation combinée des deux mains, la différence du développement des deux côtés de la poitrine s'accuse davantage ; à la mensuration, on constate qu'à droite, la base du thorax a cinq centimètres de moins qu'à gauche.

A la percussion : le côté droit de la poitrine est complètement dans toute sa hauteur, en avant et en arrière, le côté gauche offre la sonorité habituelle, A la palpation, les vibrations vocales sont absolument abolies à droite, en avant et en arrière ; la voix de la malade est du reste extrêmement faible, et les vibrations à peine perçues à gauche.

A l'auscultation de la respiration : en avant, sous la clavicule droite, inspiration et expiration lointaines, à timbre métallique ; sous la clavicule gauche, respiration puérile en arrière et à droite, au niveau des fosses sus et sous-épineuses, murmure vésiculaire à peine perceptible, résultant probablement de la propagation du murmure du poumon gauche ; au niveau du tiers inférieur, abolition du bruit respiratoire ; en arrière et à gauche, dans toute la hauteur, inspiration supplémentaire, expiration soufflante, quelques petits râles sous-crépitants disséminés.

A l'auscultation de la voix : à gauche, en avant et en arrière, retentissement normal ; à droite, en avant et en arrière, absence de retentissement, pas de bronchophonie, ni pectoriloquie, ni égophonie.

Expectoration pituiteuse assez abondante. Toux fréquente, quinteuse, pénible. Douleur vive dans l'épaule droite

Rien d'anormal à l'examen du cœur. Langue rosée, humide. Grande diminution d'appétit. Pas de ballonnement du ventre. Pas d'augmentation appréciable du volume du foie et de la rate. Tendance à la constipation. Pas d'albumine dans l'urine.

16 mai. L'état général s'est sensiblement modifié. L'examen méthodique de la poitrine donne les mêmes résultats que le jour de l'entrée de la malade à l'hôpital. Douleurs vives spontanées et provoquées par la percussion, transitoires et tenaces, occupant les régions scapulaires et sous-claviculaires droites. Impossibilité du décubitus latéral, droit ou gauche; le décubitus latéral droit est impossible à cause des douleurs vives qu'il provoque; le décubitus latéral gauche occasionne immédiatement une toux opiniâtre et fatiguante, ainsi qu'une dyspnée excessive.

Le 27. La cachexie se prononce davantage. La toux est de plus en plus fréquente, elle se montre aussitôt que la malade se couche sur le dos ou sur le côté et s'accompagne d'une oppression extrême. La station assise est seule supportée.

23 juin. Sous la clavicule droite, le long du bord droit du sternum, a apparu, depuis hier, une tumeur arrondie du volume du poing d'un adulte, mate à la percussion, obscurément fluctuante et complètement réductible par la compression. Cette tumeur n'est pas animée de battement isochrones à ceux du cœur.

Dans l'aisselle droite existent plusieurs ganglions du volume d'une noisette; dans l'aisselle gauche, les ganglions ne sont point tuméfiés. Pendant trois heures, ce matin, la malade a été suffoquée par des accès de toux quinteux accompagnés de douleurs vives le long du bord droit du sternum.

4 juillet. La cachexie fait des progrès rapides. La tumeur sous-claviculaire n'a pas augmenté de volume. L'exploration thoracique ne fournit aucun signe nouveau. La malade reste perpétuellement assise dans son lit ou sur un fauteuil.

Le 10. Mort le matin à 5 heures.

Autopsie (12 juillet). — Chaque sein est transformé en une masse squirrheuse peu volumineuse, adhérente au squelette thoracique, criant sous le scalpel et fournissant, par le raclage, une minime quantité de suc cancéreux. Les nodosités sous-cutanées, disséminées autour de la région mammaire, sont également squirrheuses et pauvres en suc. Les ganglions axillaires du côté gauche ont peu augmenté de volume; les ganglions axillaires du côté droit sont tuméfiés, indurés et assez riches en suc cancéreux. La plèvre droite contient quatre litres environ d'un pus jaune-verdâtre, grumeleux, non fétide, qui s'est fait jour à travers le premier espace intercostal, donnant ainsi naissance à la tuméfaction sous-claviculaire droite qu'on avait notée pendant la vie. Les deux feuillets de la plèvre sont épaissis et apparaissent recouverts de pseudo-membranes. Ils ne fournissent point de suc par le raclage sur une section perpendiculaire à leur surface et ne sont le siège d'aucun noyau carcinomateux, ni d'aucune infiltration néoplasique en nappe. Le poumon droit est ratatiné et ne renferme point de noyaux cancéreux.

La plèvre gauche et le poumon gauche sont saisis. Le cœur pèse 310 grammes. La colonne vertébrale et les côtes, n'ont aucun nodule néoplasique. Le foie est muscadé et pèse 1,380 grammes. La rate offre à sa surface des plaques de péritonite chronique ; elle est dure et pèse 160 grammes. Les reins sont congestionnés, leur poids est de 160 à 161 grammes. L'encéphale est normal.

Observation XIII

(F. RAMOND, *Bullet. Société Anat.*, 1896)

Carcinome des deux seins avec généralisation rapide ; pleurésie double non hémorragique fébrile. (Mort au bout de cinq mois.)

La nommée Marie P..., âgée de 42 ans, entre dans le service de M. le docteur Chauffard, le 18 mai 1896, pour une oppression continue et progressive. A première vue, on constate un œdème énorme de la paroi thoracique ; les deux seins sont volumineux ; la paroi abdominale est infiltrée, ce qui rend impossible toute palpation profonde. Cet œdème est dur et résistant ; la face et les membres sont respectés ; l'auscultation révèle l'existence d'une pleurésie double, abondante surtout à droite. Le pouls est rapide, battant de 120 à 130 par minute ; la dyspnée est excessive ; les urines sont rares (600 cc. par vingt-quatre heures) et ne renferment ni sucre ni albumine ; l'appétit est nul, la diarrhée fréquente sans mélœna ; les règles sont suspendues. La température oscille de 36°5 le matin à 38°5 le soir.

Interrogée, la malade fait remonter l'œdème thoracique au mois de janvier dernier, époque où elle ressentit un frisson et un point de côté à droite. Il y a trois semaines, nouveau frisson, dyspnée considérable, œdème abdominal.

Les symptômes ne s'amendant pas, elle rentre à l'hôpital. En présence de ces phénomènes, en présence surtout d'une matité rétrosternale considérable, débordant le bord droit du sternum, M. Chauffard porte le diagnostic de pleurésie double symptomatique d'un cancer du médiastin, probablement d'un cancer du thymus.

La malade fut ponctionnée à quatre reprises différentes ; chaque fois, on retira une moyenne de 1,300 cc. Le liquide, nullement hémorragique, ne contenait aucun débris cellulaire en suspension ; il était fibrineux et mesurait 1,017 au densimètre ; 10 centimètres cubes furent injectés dans le péritoine d'un cobaye.

Disons tout de suite que l'autopsie du cobaye, pratiquée quarante-cinq jours plus tard, fut entièrement négative au point de vue de la tuberculose. On administra inutilement de la digitale ou de la caféine ; la révulsion fut pratiquée sous toutes ses formes.

Rien n'arrêtait l'évolution de la maladie ; le liquide se reproduisait presque immédiatement après la ponction ; l'asphyxie était croissante ; le pouls était rapide et misérable.

Pas d'amaigrissement ni de teinte cachectique cependant. La malade succombe le 18 juin, c'est-à-dire six mois après le début des accidents.

L'autopsie vérifia en partie le diagnostic. On trouva, en effet, en arrière du sternum un large plastron épais de 2 centimètres environ, développé aux dépens du péricarde pariétal et du bord antérieur de la plèvre droite. Il s'agissait d'un cancer secondaire probablement à un cancer double du sein. Les deux seins, en effet, offraient un aspect lardacé ; ils étaient relativement volumineux ; les muscles pectoraux et intercostaux étaient infiltrés d'une foule de nodules, la plupart du volume d'un petit pois ; la plèvre pariétale était chagrinée, par suite de la présence d'un très grand nombre de granulations de volume variable. De même pour la plèvre viscérale ; le poumon exempt de localisation tuberculeuse présentait de çà, de là, surtout à droite, quelques petits nodules blanchâtres de même nature que les précédents ; le péricarde pariétal était dégénéré ; le cœur n'offrait rien de particulier ; les ganglions médiastinaux étaient énormes, blanchâtres ; l'expression en faisait sourdre une gouttelette lactescente ; ces ganglions comprenant les bronches, le pneumogastrique gauche au niveau de la crosse aortique et les veines azygos, nous avions ainsi l'explication de la dyspnée, de la tachycardie et de l'œdème thoracique que nous avons observés durant la vie.

Le diaphragme ainsi que tout le péritoine étaient infiltrés ; l'infiltration gagnait même les muscles de la paroi abdominale; il n'y avait pas d'ascite. Presque tous les organes abdominaux présentaient des noyaux carcinomateux : la rate, le foie, surtout au niveau de sa face convexe, le pancréas, les ovaires et le corps de l'utérus, au niveau de son revêtement péritonéal. L'intestin présentait de petits noyaux, également sous-séreux; la muqueuse était saine ; rien dans l'estomac ni aux reins. Les méninges et le cerveau étaient normaux.

Des morceaux de tous organes atteints furent fixés soit par le Flemming, soit par le sublimé, soit encore par l'alcool absolu ou le Müller. L'inclusion a été faite dans la paraffine, la coloration par la safranine et le liquide de Benda, sauf, bien entendu, pour les pièces durcies par le Müller.

Partout nous avons retrouvé le même processus : il s'agissait d'un épithélioma tubulé, genre de carcinome; des tractus fibreux, plus ou moins épais, délimitaient des alvéoles remplies de cellules polymorphes.

Au sein. — Les cloisons fibreuses sont très larges et sont formées uniquement par du tissu conjonctif adulte. Par leur entrecroisement, elles constituent une série de logettes renfermant une quantité variable de cellules polymorphes; certaines de ces cellules, surtout celles de la périphérie de l'alvéole, ont un aspect cubique, mais leur forme change bientôt à mesure que l'on gagne le centre du tube cancéreux, les unes sont arrondies, à gros noyau, à mince protoplasma, c'est la majorité ; d'autres offrent un protoplasma plus complet; d'autres enfin sont polynucléaires, rappelant ainsi la forme d'une cellule géante, mais les noyaux en sont volumineux. En quelques points, le processus est plus avancé, la cloison est très épaisse, les cellules cancéreuses se colorent difficilement ; quelquefois même elles subissent la désintégration granuleuse, formant des amas amorphes, colorés uniformément, soit par l'éosine, soit par le liquide de Benda.

La plupart des autres organes nous offrent des aspects analogues, tant que le tissu fibreux est moins abondant, les cellules moins dégénérées.

3

Signalons cependant quelques particularités au niveau des nodules cancéreux du foie et de l'utérus.

De la capsule fibreuse du foie, partent des travées épaisses qui
s'entourent de parenchyme limitant par leur entrecroisement une
série de logettes, remplies de cellules cancéreuses. Mais à la périphérie de la tumeur, se trouve une bordure leucocytique, probablement de défense, et contigue à la cellule hépatique ; le protoplasma
de cette cellule hépatique présente une infiltration de gouttelettes
graisseuses et de granulations pigmentaires. Le noyau résiste plus
longtemps ; mais à certains points il devient vésiculeux, renfermant
toujours cependant des corpuscules chromatiques, colorés en rouge
vif par la safranine ; de sorte que son aspect rappelle un peu la
figure que décrit Soudanewitek comme parasite du cancer. Enfin,
en plein îlot épithéliomateux, on remarque quelques cellules très
volumineuses ; mais c'est surtout au niveau du corps de l'utérus
que ces cellules volumineuses prennent un aspect bizarre.

Comme partout ailleurs, l'on distingue nettement la disposition
carcinomateuse ; les cellules sont cependant plus uniformément
arrondies, ressemblant ainsi aux lymphocytes. C'est au milieu d elles
que l'on rencontre les productions atypiques dont nous venons de
parler. Il s'agit de corpuscules visibles avec l'objectif 2 de Verick,
prenant vivement l'hématoxyline. Elles ont alors un aspect feuilleté,
analogue à celui d'un grain d'amidon par exemple, ou mieux d'un de
ces lobules perlés que l'on décrit dans les épithéliomes parvimen-
teux de la peau. Les feuilles sont concentriques. prenant inégale-
ment la matière colorante. Ces corpuscules se rencontrent intacts
au milieu du tissu, complètement dégénéré.

Observation XIV

E. ALBERT *Wiener Med*. Wock, 1899. — Carcinone simultané des deux seins.

Il s'agit d'une femme de 36 ans, chez laquelle, dans le quadrant
supérieur et latéral du sein droit, se trouvait une tumeur dure,
grosse comme une noix et adhérente dans un point à la peau.

Dans l'aisselle, on constatait la présence des ganglions indurés.
Cette tumeur aurait débuté par un petit noyau, il y a deux ans et ne
commençait à grandir que ces temps derniers. Depuis cinq mois, le

sein gauche devint aussi douloureux et a actuellement l'aspect d'un hémisphère. Le mamelon est dirigé en avant et l'aréole est bien proéminente. A la palpation, on sent une masse dure, homogène, adhérente au muscle pectoral; dans l'aisselle gauche, on trouve un petit ganglion rond et dur. Etat général bon.

Dans ce cas, je peux seulement affirmer que l'état du sein droit comportait le diagnostic d'une nodosité carcinomateuse et l'état du sein gauche d'un carcinome infiltré.

Observation XV

Monthioux, thèse Paris, 1900

Epithélioma simultané des deux seins

Mme Augustine G., 44 ans. Antécédents héréditaires peu intéressants : père mort à 70 ans, mère morte à 40 ans d'une affection chronique, une sœur morte d'anémie. Dans les antécédents personnels, on relève trois grossesses et un seul allaitement, celui de son dernier enfant, âgé aujourd'hui de deux ans. Elle aurait reçu un violent coup de coude dans le sein gauche il y a dix ans. En mars dernier (1900), en faisant sa toilette, elle découvrit tout à fait à la partie interne et périphérique de la glande mammaire droite, une petite tumeur lobulée donnant l'impression, dit la malade, comme forme et comme volume, de trois noisettes qui se tiendraient accolées.

Elle ne s'en préoccupa pas autrement et, pendant deux ou trois mois (avril, mai, juin 1900), vit augmenter lentement son sein droit sans aller demander une consultation.

Vers la même époque, elle éprouve dans le sein gauche des élancements assez douloureux et se soumet, pour la première fois, à un examen médical. Le médecin de la ville, appelé en juillet, constate l'existence d'une tumeur bilatérale du sein et conseille une opération. La malade, très placide et très négligente de son naturel, ne tient aucun compte de cet avis. Mais, vers les premiers jours d'août, l'allure de la maladie change et, de lente, devient rapide. Le sein droit augmente vite et a pris, fin août, le volume d'une tête de fœtus, alors qu'au mois de juillet, la tumeur ne dépassait pas la grosseur d'une orange. En même temps, la peau se distend et se violace et les mouvements du bras sont gênés par une adénite qui remplit le creux axillaire.

Accroissement parallèle à gauche, quoique moins rapide. La malade enfin sortit de son indifférence et, effrayée à juste titre, se rappelle le conseil de son médecin et vient à l'hôpital Cochin, service de M. Quénu, réclamer son intervention.

L'état général est d'ailleurs resté bon, l'appétit est conservé et les douleurs sont minimes. Examen le 13 septembre. A l'inspection, on constate une hypertrophie manifeste des deux seins. Le sein droit, beaucoup plus volumineux, atteint et dépasse les dimensions d'une tête de fœtus à terme. Il incommode la malade davantage par le poids que par les souffrances qu'il provoque. La peau qui le recouvre est tendue, rouge par places, violacée à d'autres, acuminée dans sa partie supérieure, où il y a comme une menace d'ulcération.

A la palpation, on constate que les téguments sont adhérents à une tumeur profonde; toutefois, le mamelon n'est pas rétracté, il est simplement aplati par tension à la surface du néoplasme. Celui-ci se montre, à la palpation comme une tumeur assez bien circonscrite à la partie interne de la mamelle, mais se confondant en dehors avec un paquet de lymphatiques engorgés. Il adhère profondément au grand pectoral. Dans l'aisselle, il existe de volumineux ganglions; en revanche, pas d'adénite sus-claviculaire.

A gauche, l'inspection montre une augmentation de volume beaucoup moins notable qu'à droite. Par la palpation, on découvre, dans la partie inférieure du sein, une tumeur de la grosseur d'une orange, très dure, adhérente à la peau sus-jacente et au mamelon qui est rétracté mais non adhérente au grand pectoral. Il existe plusieurs ganglions axillaires indurés. La peau du sein gauche ne présente pas le même aspect rouge et violacé qu'à droite. Il va sans dire qu'entre les mamelles la peau est absolument saine, souple et non indurée.

On se trouve donc bien en présence non pas d'une propagation par continuation d'une tumeur du côté droit au côté gauche, mais bien d'une double localisation mammaire d'un carcinome. M. Launay a pratiqué l'amputation des deux seins et l'examen histologique a montré qu'il s'agissait bien d'un épithélioma.

Observation XVI

(A. Le Dentu et Morestin)

Epithélioma des deux mamelles avec noyaux secondaires

En avril 1897, Suzanne F..., jeune femme de 27 ans, longue, mince et d'une extrême maigreur, mais cependant d'une bonne santé habituelle, se présente à la consultation.

A part quelques troubles menstruels et la syphilis, elle n'a jamais eu de maladie. Du côté des seins, en particulier, elle n'avait jusque-là remarqué rien d'anormal, si ce n'est pourtant leurs proportions exiguës.

Or, brusquement survint un gonflement général des deux seins, s'accompagnant d'une légère douleur, d'un sentiment de pesanteur et de gêne. En deux jours, ils prirent un volume énorme, doublant, triplant, puis décuplant de volume ; c'est dans cet état qu'elle se montre à nous pour la première fois, une dizaine de jours après les débuts, la tuméfaction était alors stationnaire.

Les seins offraient alors un étrange aspect, leur opulence apparente contrastant avec le corps émacié et le thorax étroit.

Uniformément tendus et gonflés et d'une égale ampleur, ils formaient deux grosses masses hémisphériques, comparables comme dimensions à des têtes d'enfant de cinq à six ans. La peau n'était guère modifiée.

Amincie, distendue, sa coloration était à peine rosée, mais elle laissait voir, par transparence, les réseaux superficiels très développés. La palpation montrait qu'au-dessous de ces téguments peu mobiles, les seins formaient deux blocs d'une consistance très ferme et même dure, sans qu'on pût isoler aucune tumeur circonscrite, reconnaître ni saillie ni dépression, ni point fluctuant ou ramolli. Aucune trace de lobulation n'était appréciable. Bref, les glandes étaient noyées, perdues dans l'infiltration diffuse occupant au même degré les deux mamelles.

Celles-ci se laissaient déplacer aisément sur la paroi thoracique. Il n'y avait point d'adénopathie axillaire, et, chez un sujet aussi complètement dépourvu de graisse, l'exploration du creux axillaire pouvait s'exécuter dans des conditions de facilité telles, que la moindre tuméfaction ganglionnaire eût pu être décelée sans peine. Il n'y a aucun écoulement par les mamelons. L'indolence était parfaite et il n'y avait ni fièvre, ni symptômes généraux. On pouvait alors songer au sclérème phlegmasique décrit autrefois par l'un de nous, à une mastite aiguë bilatérale ne répondant, certes, à aucune description classique; enfin à une de ces manifestations carcinomateuses à marche terrible, auxquelles il suffit de quelques semaines pour entraîner la mort. Cette dernière hypothèse était la plus vraisemblable, si l'on se tenait à l'habitus extérieur ; mais la marche de l'affection était vraiment par trop soudaine, et nous n'étions pas absolument satisfait de ce diagnostic qui, pourtant, nous parut probable ce jour-là.

Or, au bout d'une semaine, sans autre traitement qu'une compression très douce, il se produisit une amélioration.

Les seins devinrent plus souples en même temps que leur volume diminuait.

Mais après quelques jours on constate une recrudescence, suivie d'une nouvelle rétrocession, sans que la malade ait d'ailleurs présenté aucun phénomène douloureux pendant ces alternatives. Depuis, ce gonflement général et uniforme ne s'est plus montré.

Pendant plusieurs semaines à la suite de ces accidents du début, la tuméfaction a été sans cesse décroissant. A mesure que disparaissait cette infiltration totale, on pouvait, à travers des couches superficielles plus souples, explorer, d'une façon plus précise, la glande elle-même. Or, peu à peu, on put sentir dans les deux seins, mais particulièrement dans le droit, des noyaux durs, très durs même, bosselés d'une manière inégale, multiples et irrégulièrement répartis, gros comme des noix, des noisettes ou des pois mal limités, peu mobiles, ne restant point séparés du reste de la glande, dont ils occupaient surtout les parties inférieures et externes. Les deux mamelons se rétractèrent de plus en plus, et dans l'aisselle droite, on put constater bientôt un gros ganglion arrondi, dur et mobile. La peau cependant n'était pas adhérente, et le sein demeurait mobile au-devant du grand pectoral.

Ce nouvel aspect de la maladie nous éloignait complètement, bien entendu, de l'idée d'une mastite carcinomateuse, mais nous hésitions encore, et cette fois entre une autre variété de cancer, le squirrhe double, une mastite noueuse et une tuberculose frappant simultanément les deux glandes.

Au mois de juin, une péritonite tuberculeuse à forme ascitique se développe, et la malade entre le 8 novembre 1897 à l'hôpital Necker. Quand elle sortit de Necker vers la fin de juin 1898, elle avait très bonne mine. Le ventre était souple, indolent et sans ascite.

Mais ce qu'il y avait de plus curieux et de plus intéressant, c'était la modification subie par les seins. Graduellement les deux avaient diminué et changé encore une fois de consistance.

Ils s'étaient assouplis, en revenant au volume d'autrefois. Les noyaux durs, épars dans les glandes, étaient raréfiés, amoindris ; moins résistants à la palpation, ils semblaient en voie de résorption et de disparition.

Vers la fin de mai, nous vîmes reparaître notre malade. Le ventre était souple, non distendu. Pour les seins, ils étaient fort malades, mais leur aspect était différent de ce que nous les avions vus précédemment. Les deux mamelles formaient deux masses d'une dureté ligneuse, celle de droite était plus grosse que l'autre, et toutes deux ayant plus que doublé de volume depuis le dernier examen. Les mamelons, surtout celui de droite, étaient rétractés, enfouis dans un creux, et ne se laissant pas éverser, ni étirer.

Chaque glande paraissait prise dans toute son étendue et se présentait comme un large gateau irrégulièrement lobulé, très dur, indolent à la pression, sans adhérence avec la peau, ni avec les couches profondes.

Dans les deux aisselles, deux ou trois ganglions, dont un gros comme une noix, les autres plus petits, tous indolents, mobiles et très fermes. A gauche, la peau paraissait saine ; mais à droite, toute la surface du sein était couverte de petits noyaux plus ou moins arrondis mais non limités, enchâssés dans la peau. Ces sortes de plaques surélevées, d'un rouge pâle ou violacé, avec des arborisations veineuses, étaient du plus mauvais aspect, et, en présence de cette lésion, on ne pouvait s'empêcher de diagnostiquer immédiatement : squirrhe pustuleux disséminé. Cependant, la marche si singulière, avec période de régression, n'était pas en rapport avec cette impression. Quant à une forme de tuberculose nodulaire disséminée dans la peau, cette hypothèse se présentait à l'esprit, mais ce fait ne s'était pas montré dans aucun des cas décrits de tuberculose mammaire.

F... entra de nouveau à Necker le 1er août. Les seins n'avaient changé ni de consistance, ni d'aspect général, mais le sein gauche était couvert d'une éruption analogue à celle du droit. De ce côté, l'envahissement cutané ne s'était pas accentué, les nodules avaient plutôt un peu pâli. Il n'y avait toujours ni adhérences à la peau, ni douleurs. La malade se plaignait de quelques démangeaisons. L'ascite avait reparu, la malade allait d'ailleurs s'affaiblissant, se cachectisant très vite. Mort, le 10 septembre.

A l'autopsie, on constate que les poumons étaient sains, que le ventre contenait une certaine quantité de liquide ascitique, que l'intestin et la paroi abdominale étaient chargés de granulations tuberculeuses.

Les deux glandes mammaires présentaient des lésions identiques. Les préparations histologiques ont été soumises à l'examen de MM. Brault et Letulle. Tous deux pensent qu'il s'agit, sans hésitation possible, d'un épithélioma cylindrique.

Observation XVll

(MAUCLAIRE)

Epithélioma simultané des deux seins. — Ablation — Guérison opératoire

H. B..., âgée de 47 ans, présente depuis plusieurs mois une tuméfaction indurée. C'est au commencement du mois d'avril 1902 qu'elle a constaté la tuméfaction du côté droit, un peu au-dessous du mamelon. Celui-ci s'est rétracté peu à peu, la peau présente le symptôme de la peau d'orange. Pas d'écoulement par le mamelon.

Au dire de la malade, c'est fin avril 1902 qu'elle s'est aperçue de l'existence d'une lésion semblable dans le sein gauche ; cette tuméfaction paraît plus superficielle, elle siège au-dessus et en dedans du mamelon ; celui-ci est intact.

A la surface de la tuméfaction, la peau est piquetée d'une série de dépressions.

Les deux seins sont assez volumineux.

On sent des adénopathies axillaires à droite et à gauche, moins nombreuses à gauche. Pas de tuméfaction du foie, pas de douleurs rachidiennes. L'état général est bon ; pas d'amaigrissement.

Les lésions paraissant encore assez récentes, je propose l'ablation des deux seins ; elle est pratiquée le 4 août 1902, dans une maison de santé, rue Oudinot.

Ablation du sein droit. Ablation de nombreux ganglions et de tout le tissu cellulaire de l'aisselle. Même opération immédiatement à gauche ; nombreux ganglions axillaires, mais manifestement plus petits qu'à droite, ce qui semble bien confirmer le dire de la malade, à savoir que la tuméfaction gauche est apparue peu après celle du côté droit. Guérison opératoire.

Un an après, la malade n'avait pas encore de récidive, ni à droite, ni à gauche.

Observation XVIII

Villar, *in* thèse de Bellone, Bordeaux, 1903. Epithélioma bilatéral des seins

Mme X..., âgée de 38 ans. Rien de particulier à signaler dans les antécédents héréditaires.

Comme antécédents personnels, une chute à 3 ans, qui l'oblige à garder le lit pendant 18 mois. Apparition des règles à 12 ans ; depuis, elles ont toujours été normales et régulières. Mariée à 15 ans, elle a eu un enfant à 16 ans qu'elle a nourri pendant 18 mois. Pendant cette période, la malade a remarqué une hypertrophie considérable de ses seins, due à la grande quantité de lait qu'elle avait. Elle était obligée, pour diminuer le volume et le poids de ses seins, de les recouvrir d'une téterelle et de se faire pratiquer des succions par un chien. Après avoir sevré son enfant, le lait ne disparut jamais, malgré les divers moyens employés en pareil cas. Il diminua seulement de quantité, mais à l'apparition des règles les seins augmentaient de volume, le lait devenait plus abondant. Cet état persista jusqu'en janvier 1902.

Actuellement, le fils de cette dame est âgé de 22 ans, il se porte très bien.

A 23 ans, Mme X... habitait Paris. Elle découvrit, en portant par hasard les mains sur ses seins, deux petites tumeurs indolentes de la grosseur d'un pois. Elle s'en inquiéta et alla consulter plusieurs

— 42 —

chirurgiens des hôpitaux qui déclarèrent qu'il s'agissait de tumeurs bénignes. Dès lors la malade ne se préoccupe plus de ces glandes qui restent stationnaires. Elle porte un corset à bretelles, autant pour soutenir et alléger le poids de ses seins que pour diminuer l'ampleur de sa taille.

Mais elle est obligée d'y renoncer peu de temps après, car il déterminait au-dessous du sein gauche une douleur intolérable, l'empêchant de respirer.

En 1889, Mme X... vint à Bordeaux. En janvier 1903, elle perd son père et tombe malade. Elle est traitée pendant six mois pour toux, expectoration abondante, sueurs nocturnes. La malade va consulter M. le professeur Demons, qui ordonne un traitement créosoté et la rassure sur le sort de ses petites tumeurs.

Une amélioration survient, mais elle est passagère, car apparaissent bientôt divers troubles, tels que vertiges, vomissements, crises névralgiques avec gonflement du côté gauche de la face.

Le médecin de la famille examine la malade. Son attention est surtout attirée par les tumeurs du sein. Il conseille leur ablation, mais la malade s'y refuse.

En janvier 1902, la tumeur du sein gauche avait augmenté de volume. Elle était située à un travers de doigt au-dessous et en dehors du mamelon gauche ; elle avait la dimension d'un gros haricot, elle était rénitente, indolente, mobile sur les plans sous-jacents. Seule, la peau avait changé de coloration, elle était devenue violacée ; il y avait des ganglions dans l'aisselle correspondante.

Le sein droit était toujours pareil. La petite tumeur qui siégeait en dedans du mamelon était restée stationnaire, il n'y avait pas de ganglions dans l'aisselle droite.

La malade, sur les conseils de son médecin, vient trouver M. le professeur agrégé Villar, qui déclare l'opération urgente et propose l'amputation du sein gauche pour le surlendemain L'opération fut remise à dix jours à cause de l'apparition soudaine des règles.

Il fut fait une large ouverture jusqu'à l'aisselle gauche. Après l'opération survint une hémorragie. Vers le huitième jour la plaie fut suturée. La malade quitta la clinique seize jours après l'intervention. Les suites opératoires furent très bonnes, il se fit une amélioration rapide de son état de santé. Mais, peu à peu, le sein droit commença à grossir régulièrement. Cette progression inquiéta par la suite Mme X, qui alla consulter somnambules et charlatans sur les conseils de quelques-unes de ses connaissances. Elle prit toutes sortes de médicaments, mais ne tarda pas à perdre l'appétit et à maigrir considérablement.

En janvier 1903, elle vient consulter une deuxième fois M. le professeur agrégé Villar. Le sein droit avait le volume d'une tête de fœtus; il était dur, pas douloureux, mobile sur les parties profondes. La peau de la région avait une coloration normale. Les ganglions de l'aisselle étaient tuméfiés. L'amputation eut lieu trois jours après. Les suites furent très simples. La malade quitta la clinique cinq jours après l'intervention.

Quelque temps après, alors qu'elle était guérie de l'opération, le membre inférieur gauche fut paralysé, mais la malade ne put en déterminer la cause.

Un jour, à la suite d'une quinte de toux, elle ressentit une vive douleur au niveau de l'aine droite. Le membre inférieur du même côté augmenta légèrement de volume, devint le siège d'une douleur très violente. Le médecin constata une phlébite et recommanda le repos absolu. Cet état dura quatre mois, après lesquels la santé de la malade s'aggrava. L'anémie est plus profonde.

Mme X... a du dégoût pour les aliments ; elle a de nombreux vomissements jusqu'en octobre 1903, époque à laquelle l'anorexie disparaît. Toutefois, les digestions sont pénibles, le ventre est ballonné après le repas. La malade urine peu (110 grammes par jour environ) ; les urines sont rouges et très troubles.

Vers le commencement de novembre, la malade constata que son ventre grossissait régulièrement.

Les membres inférieurs étaient enflés. Le 20 novembre, son médecin fit une ponction au milieu du flanc gauche. Il retira 8 litres d'un liquide jaune marron. La malade est mise au régime lacté ; depuis, elle urine en plus grande quantité, mais le ventre augmente régulièrement de volume ; il renferme une très grande quantité de liquide ascitique.

Actuellement, la malade est très amaigrie, toutefois elle ne présente pas un état cachectique très avancé.

Observation XIX

(Reynès, de Marseille, Congrès de chirurgie, 1903)

M. Reynès a pratiqué, le 20 mai 1903, la castration utéro-ovarienne par laparotomie, chez une femme de 32 ans qui venait d'être réglée deux jours avant et était atteinte d'un double cancer des mamelles inopérable, avec tumeurs volumineuses, ganglions axillaires, ulcérations à gauche.

La nature épithéliomateuse maligne est vérifiée au microscope; le professeur Cornil diagnostique épithélioma tubulé. Un mois après, la régression des néoplasmes est manifeste; en deux mois, l'ulcération est cicatrisée.

Bref, aujourd'hui, après cinq mois, la guérison semble obtenue : localement, il n'y a presque plus rien; l'état général est excellent.

DIAGNOSTIC

Au point de vue du diagnostic, nous considérerons encore la forme aiguë et la forme chronique.

I. — Forme aiguë

Nous avons dit déjà que le diagnostic était très difficile à faire dans des maladies dont tous les signes, autant locaux que généraux, prenaient une allure inflammatoire.

Nous avons vu que le cancer primitif des deux seins s'observe très souvent chez des femmes jeunes, parfois pendant la lactation ; aussi la confusion est-elle facile avec la *mastite puerpérale aiguë* et avec le *phlegmon sous-mammaire*. La rareté même de la maladie qui nous occupe empêche le praticien de l'envisager tout d'abord. Dans le cancer aigu des deux seins (*mastite carcinomateuse*), la tuméfaction des seins est totale, chose exceptionnelle dans les inflammations. La peau affecte une couleur rosée, moins foncée que la teinte érysipélateuse symptomatique d'une inflammation. Mais ce qui est surtout caractéristique, c'est le contraste qu'on note entre l'augmentation de volume d'une part, et, d'autre part, l'absence de réaction générale, qui va jusqu'à l'indolence. Le cancer aigu des deux seins n'a pas l'acuité du phlegmon, ne s'accompagne ni d'élévation de température, ni de douleur. Il y a pourtant des cas dans lesquels la douleur est violente, la fièvre élevée, comme par exemple chez la malade citée par Volkmann. Alors le diagnostic est pour ainsi dire impossible : ce n'est que par l'évolution des lésions, par l'aggravation de l'état général, qu'on arrive à penser à cette chose si rare qu'est le cancer aigu.

Le phlegmon sous-mammaire, qui envahit toute la glande, donne lieu à un soulèvement, à une projection totale de l'organe en avant, et lorsqu'on cherche à explorer les ramifications glandulaires, on s'aperçoit rapidement qu'elles sont intactes.

La mastite puerpérale s'accompagne de commémoratifs faciles ; la douleur provoquée existe dès le début, tandis que cette douleur n'apparaît dans les néoplasmes qu'à une époque avancée de leur évolution. Mais là, encore, que d'exceptions!

L'engorgement ganglionnaire peut être très précoce dans la mastite carcinomateuse comme il l'est dans la mastite puerpérale; mais la cachexie profonde, rapide et précoce, est plutôt l'œuvre du cancer aigu.

En résumé, diagnostic difficile, d'autant que, vu la rareté de l'affection et surtout l'âge des malades, on écarte *à priori*, le cancer aigu.

Nous pourrions encore citer comme susceptible d'induire en erreur l'*engorgement œdémateux des seins* que M. le professeur Le Dentu a proposé d'appeler sclérème phlegmasique temporaire. C'est un œdème dur qui peut frapper en même temps les deux côtés de la poitrine qui précède comme une congestion inflammatoire et disparaît au bout d'un certain temps.

II. — Forme chronique ou lente

Encore ici, c'est la *mastite* qui est l'objet de grosses erreurs de diagnostic. « Elle occupe, dit Le Dentu, tantôt la mamelle entière, tantôt un segment plus ou moins considé rable. La dureté des parties atteintes est très grande et uniforme ; la surface en est comme granuleuse. Les limites en sont assez précises, mais toute la glande suit les déplacements qu'on imprime à la portion indurée, parce que celle-ci n'offre aucune mobilité sur le reste. Comprimée d'avant en arrière, elle donne, à la main, la sensation d'une plaque convexe en avant, plutôt que d'un corps à peu près globuleux comme un cancer non infiltré. » Très souvent, dans le cas de mastite, on notera des commémoratifs précieux. On essayera toujours les moyens résolutifs, applications chaudes combinées ou non avec la compression, et si, au bout d'un mois environ l'état reste stationnaire, on sera autorisé à penser à une tumeur maligne.

Mais la mastite est bien rarement une affection bilatérale, et nous nous écartons peut-être un peu de notre sujet. *La maladie kystique des mamelles*, maladie de Reclus, est, au contraire, très souvent bilatérale : elle pourra donc être facilement confondue avec un néoplasme bilatéral, erreur qu'il importe d'éviter, car elle serait très préjudiciable à la malade. On sait que l'inflammation chronique du sein peut aboutir soit à des transformations fibreuses (maladie noueuse de Phocas), soit à des néoformations kystiques (maladie de Cooper et Reclus). Les deux mamelles sont alors augmentées de volume; « elles semblent, dit Reclus, criblées de grains de plomb; on dirait que les culs-de-sac ont été injectés à la cire ».

Ce qui frappe dans cette maladie, c'est le nombre parfois incalculable de nodosités de dimensions extrêmement variables dans chaque sein. Il y a toujours une nodosité plus grosse que les autres au centre de nodosités secondaires qui lui font une couronne et d'où elle semble émerger. Toute la glande est envahie à des degrés divers, mais la peau est souple et mobile, et il n'existe pas d'adhérence avec les plans

profonds. Enfin, la maladie kystique s'accompagne rarement
d'adénopathie. Si ces moyens ne suffisent pas, une ponction
exploratrice avec une très fine aiguille dans l'un de ces kys-
tes, permettrait d'affirmer le diagnostic.

Le sarcome, par ses nombreuses localisations, par l'âge
des malades, peut donner lieu à une erreur d'interprétation.
Le cancer des deux seins est, en effet, une maladie de la
femme de 35 à 40 ans, et le sarcome est une affection de l'enfant et de l'adulte. Il commence d'être rare à 40 ans. En
outre, pour qu'il envahisse les deux mamelles, il faut qu'il
soit arrivé à la période de généralisation, qui se fait de pré-
férence du côté du foie ou du poumon. Néanmoins, il est
possible que les seins soient envahis par la sarcomatose au
début : ces cas doivent être rares. Les tumeurs de ce genre
sont, même à cette époque, volumineuses, à surface inégale;
la peau est bientôt sillonnée de nombreuses veinosités : elle
s'ulcère vite. Enfin, les mamelons sont surtout étalés et
n'ont pas cette rétraction absolument caractéristique du carcinome.

Dans les sarcomes bilatéraux enfin, il n'y a ordinairement
pas d'engorgement ganglionnaire.

DIAGNOSTIC DE LA VARIÉTÉ. — Nous avons vu que le cancer
bilatéral primitif affecte trois formes, qui sont par ordre de
fréquence : l'épithéliome, le squirrhe, l'encéphaloïde.

Le premier est caractérisé très nettement :

1° Par son étiologie. Il s'observe surtout, nous l'avons vu,
chez des femmes qui n'ont pas atteint 45 ans, et dont l'âge
moyen est de 30 à 32 ans : il évolue donc en pleine période
génitale ;

2° Par son allure clinique. Tumeur lobulée augmentant
lentement sans autres signes que quelques vagues picotements. Lorsque la tumeur a acquis le volume d'une orange,

elle adhère à la peau et aux plans profonds : d'où rétraction mamelonnaire, peau d'orange ;

3° Par son évolution, qui est rapide et amène une issue fatale à brève échéance.

Le squirrhe se présente sous deux formes : squirrhe atrophique ; squirrhe en masse : les caractères de chacune de ces variétés sont assez nets pour qu'il soit utile de les différencier.

Le squirrhe atrophique a pour caractères :

1° Etiologiquement : les malades sont un peu plus âgées : sur trois observations de squirrhe, deux malades ont 41 ans.

2° Cliniquement, par une atrophie des seins, plutôt qu'un développement. C'est dans ces cas qu'on observe surtout au plus haut degré la rétraction mamelonnaire, qui est remplacée par un véritable ombilic, l'immobilité presque absolue de la glande ;

3° Par l'évolution, qui se fait très lentement : ce n'est que fort tard, quelquefois au bout d'une dizaine d'années, que l'infection se généralise. Le squirrhe atrophique est la forme la plus atténuée des tumeurs malignes.

Quant au squirrhe en masse, il pourra faire l'objet d'un diagnostic avec le fibrome diffus des jeunes femmes, avec la mastite, avec la syphilis et la tuberculose, mais il ne sera confondu avec aucune variété de cancer.

Reste l'encéphaloïde : de celui-là, on peut dire qu'il constitue la forme galopante de la carcinose. Il est à cette dernière ce que la miliaire est à la tuberculose. L'encéphaloïde est une tumeur ordinairement volumineuse : tout autour d'elle se développent de nombreux vaisseaux, qui donnent à la tumeur une consistance molle et une forme particulière. L'affection s'accompagne d'un engorgement ganglionnaire précoce.

4

PRONOSTIC

Il est à peine nécessaire d'insisetr sur la gravité du pronostic du cancer primitif des deux seins. Néanmoins, cette gravité varie assez, suivant plusieurs facteurs que nous allons passer rapidement en revue. Ce sont :

1° L'âge de la malade : le cancer sera d'autant plus grave que la femme sera plus jeune. Nous voyons, chez une malade âgée de 36 ans, la maladie évoluer en six semaines. Chez une autre, de 30 ans, en un mois et demi environ (Aitken). Chez une quatrième malade de 35 ans, l'évolution se fait en 4 mois ; chez une autre enfin, tout est terminé en 6 mois. La moyenne serait donc de 3 mois, pour 3) à 35 ans.

2° La variété des néoplasmes. L'épithéliome chez les malades de nos observations dure environ 6 mois, les squirrhes atrophiques 4 ans.

3° Il faut enfin faire la part du terrain sur lequel évolue le cancer : c'est lui qui donne à la néoplasie une allure si particulière que peu d'observations se ressemblent.

Chez certaines malades, en dehors de toute variété, on voit des traînées d'œdème dur reliant le néoplasme mammaire aux ganglions axillaires. Cet état particulier « témoigne, dit Duplay, de l'envahissement précoce de tout le système lymphatique de la région, aussi bien du réseau superficiel que du réseau profond, qui doit faire craindre, outre la généralisation du cancer, la propagation du néoplasme à la peau de la paroi thoracique, aussi bien que l'extension du côté de la plèvre et du médiastin, par la voie des lymphatiques qui communiquent à travers les espaces intercostaux avec le réseau sous-pleural, et avec les ganglions du médiastin. Dans ces conditions, vous devez penser que la récidive après l'ablation de la tumeur est à peu près certaine et doit le plus souvent se produire d'une façon très rapide ». Ces conclusions de Duplay vont nous servir à poser les indications du traitement.

TRAITEMENT

Nous insisterons à peine sur le traitement palliatif du cancer des deux seins : il s'adressera uniquement à la douleur et n'aura, par conséquent, de réelle valeur que dans une période tardive — puisque la douleur est elle-même tardive — et au moment précisément où l'intervention chirurgicale est considérée comme impossible.

Le traitement curatif se résume en un mot : l'ablation. Encore est-il bon de fixer les conditions de cette intervention. Elle se fera en envisageant :

1° La nature du cancer — son rapport avec les organes voisins ;

2° Son évolution ;

3° L'âge de la malade.

Il est certain que, en ce qui concerne la nature du cancer, on aura plus de chances de réussite en opérant un cancer bien limité, et n'ayant envahi que très légèrement encore les tissus voisins ; c'est dire que toute opération devra être le plus précoce possible.

Pour ce qui concerne l'évolution, nous avons vu que certains néoplasmes avaient une tendance à l'envahissement précoce de tout le système lymphatique ; on évitera, dans ces cas, l'opération, puisque, d'après Duplay, la récidive est certaine et rapide. Enfin, on n'opérera pas les cancers des deux seins chez les femmes jeunes, ces cancers évoluant avec une telle rapidité que l'intervention sera, le plus souvent, inutile.

Il est certain que la tumeur présentant les meilleures conditions opératoires est le squirrhe atrophique. Ce squirrhe n'a pas tout à fait l'allure qu'il présente dans le cancer unilatéral. Dans ce cas, on ne le rencontre que chez des femmes âgées (50 ou 60 ans), presque toutes ménopausées ; il a une marche très lente et met parfois plus de dix ans à évoluer.

Entouré d'une coque fibreuse très résistante, il n'a pendant longtemps d'autre inconvénient pour les tissus voisins que celui d'un corps étranger.

Dans le cas de squirrhe bilatéral, au contraire, le tableau clinique n'est plus le même : de ce fait que les femmes atteintes de ce néoplasme sont relativement plus jeunes (41 ans), le squirrhe revêt une plus grande gravité, et pour si lente que soit son évolution, elle ne dépassera pas quatre années. On opérera donc avec quelque chance d'obtenir de bons résultats.

Nous ne parlerons pas de l'intervention en elle-même : opération consistant à enlever largement et au-delà tout tissu lésé, curage attentif de l'aisselle, etc.

Pour ces motifs, l'ablation des deux seins cancéreux sera une intervention très sérieuse ; elle sera grave par le schok, grave par l'énorme perte de substance qu'elle entraînera.

On enlèvera les deux seins largement pour obéir à la règle, mais on ne pourra laisser intacts les tissus, la peau intermammaires ; on connaît, en effet, les connexions lymphatiques et sanguines qui unissent les deux glandes; laisser du tissu intermammaire serait s'exposer à une récidive rapide.

Dès lors, comment combler cette vaste perte de substance, alors que tous les lambeaux autoplastiques sont juste suffisants pour recouvrir la brèche consécutive à l'amputation d'un sein ! Presque toujours l'amputation a été insuffisante, et c'est pourquoi l'intervention a donné jusqu'ici si peu de résultats ; car, on ne peut considérer comme résultat définitif une guérison qui se maintient pendant un an, comme dans le cas de Mauclaire.

Enfin, on ne peut nier — et nous avons déjà insisté sur ce fait — que l'envahissement simultané des deux seins est un signe de malignité particulière ; tout, dans les observations que nous possédons, le démontre. Et l'âge des malades, et l'évolution rapide, la mort survenant parfois en six semaines.

Nous pouvons donc conclure que l'intervention chirurgicale est impuissante à lutter contre la malignité du cancer primitif des deux seins.

Nous ne citerons que pour mémoire l'opération de Beatson ; ce n'est autre chose que la castration ovarienne pratiquée chez les malades atteintes de cancer inopérable.

Souvent pratiquée à l'étranger, cette opération est moins connue en France, où elle n'a été pratiquée que trois fois.

Elle a été pratiquée par Mauclaire chez une femme de 51 ans, atteinte d'épithéliome très étendu du sein droit. Des complications pulmonaires entraînèrent la mort au douzième jour.

MM. Reynès et Guinard ont, de leur côté, cité deux cas dans lesquels cette opération fut tentée avec succès.

La malade du premier se portait très bien cinq mois après l'opération : un résultat analogue a été obtenu par M. Guinard trois mois après l'opération.

Cette opération est encore trop peu connue pour que nous puissions la juger à sa juste valeur

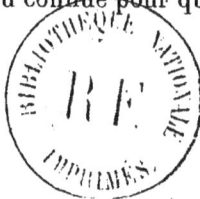

CONCLUSIONS

I. Le cancer primitif des deux seins est très rare (19 cas connus).

II. Il apparaît généralement chez des femmes jeunes (entre 30 et 40 ans) et en pleine vie sexuelle. Comme pour le cancer ordinaire, on ignore quelles en sont les causes déterminantes.

III. Il se présente sous trois formes principales, qui sont, par ordre de fréquence : l'épithéliome, le squirrhe, l'encéphaloïde. Cliniquement, on décrit une forme aiguë, évoluant comme une maladie inflammatoire (abcès, phlgmon), une forme lente qui présente les mêmes caractères que le cancer d'un sein.

IV. L'évolution est variable : six semaines à six mois pour l'épithéliome, quatre ans environ pour le squirrhe.

V. Le pronostic est fatal.

VI. L'intervention chirurgicale peut difficilement avoir raison de la malignité des cancers primitifs des deux seins.

BIBLIOGRAPHIE

AITKEN. — Med. Times and Gazette, 1857.

KLOTZ. — Thèse de Haale, 1869.

BILLROTH. — Deutsche chir. Stuttgart, 1880.

KIRMISSON. — Bull. Société anatomique, 1882, p. 453.

RECLUS. — Revue de chirurgie, 1883, p. 761.

BLANCHARD. — Bulletin Société anatomique, 1884.

MONOD. — Gazette médicale de Paris, 1884.

RICARD. — Thèse de Paris, 1885.

RIEFFEL. — Thèse Paris, 1890.

GILBERT. — Arch. gén. de médecine, 1885.

BARD. — Arch. gén. de médecine, 1892.

ROCHARD. — Union médicale, Paris, 1895.

RAMOND. — Bull. Société anatomique, 1896.

DUPLAY. — Bull. méd. de Paris, 1897.

DELBET. — In Traité de chirurgie, Duplay et Reclus, 1898.

BINAUD et BRAQUEHAYE.— In traité de chirurgie, Delbet et LeDentu. 1899.

ALBERT. — Wiener. med. Wochenschrift, 1899.

LE DENTU et MORESTIN. — Revue de chirurgie, Paris, 1900.

MONTHIOUX. — Thèse de Paris, 1900.

REYNÈS. — Congrès de chirurgie, 1903.

MAUCLAIRE. — In thèse Katzenelenbogen, 1904.

BELLONNE. — Thèse Bordeaux, 1904.

KATZENELENBOGEN. — Thèse Paris, 1904.

RICHE. — Montpellier médical, 1905, n° 14.

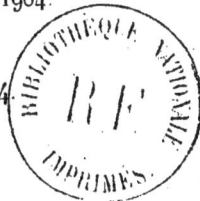

www.ingramcontent.com/pod-product-compliance
Lightning Source LLC
Chambersburg PA
CBHW050535210326
41520CB00012B/2587